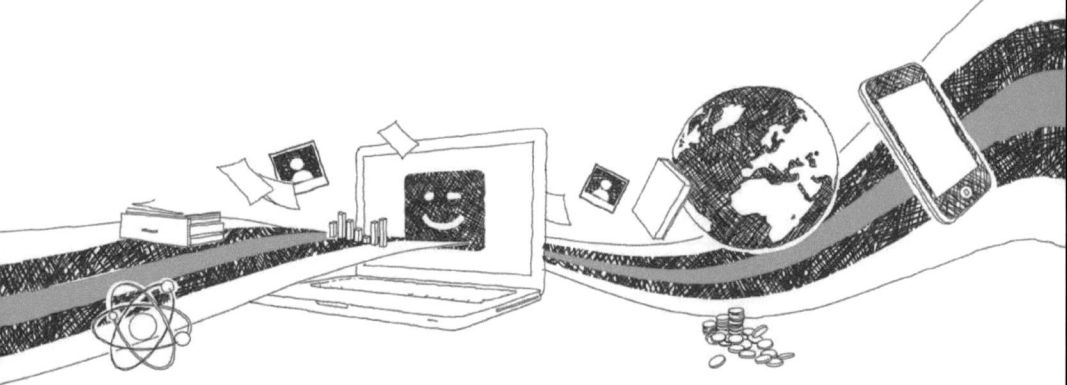

Sebastian Sauer

# Rationierung und Priorisierung von medizinischen Leistungen in der öffentlichen Gesundheitsversorgung in Deutschland

## Kriterien und Modelle der Rationierung und Priorisierung im Kontext einer gerechtig-keitsethischen Gesundheitsversorgung

GRIN Verlag

**Bibliografische Information der Deutschen Nationalbibliothek:**

Die Deutsche Bibliothek verzeichnet diese Publikation in der Deutschen National-
bibliografie; detaillierte bibliografische Daten sind im Internet über http://dnb.d-
nb.de/ abrufbar.

**Impressum:**

Copyright © 2010 GRIN Verlag GmbH
Druck und Bindung: Books on Demand GmbH, Norderstedt Germany
ISBN: 978-3-640-76014-5

**Dieses Buch bei GRIN:**

http://www.grin.com/de/e-book/162322/rationierung-und-priorisierung-von-medi-
zinischen-leistungen-in-der-oeffentlichen

**GRIN - Your knowledge has value**

Der GRIN Verlag publiziert seit 1998 wissenschaftliche Arbeiten von Studenten, Hochschullehrern und anderen Akademikern als eBook und gedrucktes Buch. Die Verlagswebsite www.grin.com ist die ideale Plattform zur Veröffentlichung von Hausarbeiten, Abschlussarbeiten, wissenschaftlichen Aufsätzen, Dissertationen und Fachbüchern.

**Besuchen Sie uns im Internet:**

http://www.grin.com/

http://www.facebook.com/grincom

http://www.twitter.com/grin_com

# Rationierung und Priorisierung von medizinischen Leistungen in der öffentlichen Gesundheitsversorgung in Deutschland

## Kriterien und Modelle der Rationierung und Priorisierung im Kontext einer gerechtigkeitsethischen Gesundheitsversorgung

**Rationing and priority setting of medical performances in the German healthcare system**

*Criteria and models of rationing and priority setting in the context of an ethically equitable healthcare performance*

# Hausarbeit

Universität Bremen

Fachbereich 11 - WiSe 2009/2010

Studiengang M.A. Public Health/Pflegewissenschaften

eingereicht von:  Sebastian Sauer

eingereicht am:  20.03.2010

# Inhaltsverzeichnis

# Abbildungsverzeichnis

# Tabellenverzeichnis

# Einleitung

Die Finanzierungsproblematik der öffentlichen Gesundheitsversorgung in Deutschland wird sich aufgrund externer Umweltbedingungen und interner Bedingungen im Gesundheitswesen in den kommenden Jahren weiter intensivieren (vgl. Schirmer & Fuchs 2009). Zu den kontrovers diskutierten externen und internen Bedingungen werden in der Wissenschaft insbesondere die Faktoren der demographischen Entwicklung, eine abnehmende Qualität der sozialen Netze, die veränderten Ansprüche der Patienten und deren Angehörigen, die fehlenden ökonomischen Anreizsysteme für Patienten und Anbieter, eine zunehmende Spezialisierung der Medizin, ein allgemein medizin-technischer Fortschritt, die epidemiologische Transition, nicht vorhandene sektorenübergreifende Versorgungskonzepte, erhebliche Managementdefizite und eine zunehmende Diskrepanz zwischen steigenden Ausgaben und sinkenden Einnahmen diskutiert (vgl. Marckmann 2008; Offermanns 2007; Schirmer & Fuchs 2009).

Die aufgeführten Faktoren (siehe Anhang-Abb.1) werden zu einer erhöhten Nachfrage nach Gesundheitsleistungen und einem verminderten Angebot von Ressourcen beitragen, die die Ressourcenknappheit in der öffentlichen Gesundheitsversorgung verstärken wird (vgl. Marckmann 2008). Als Strategien zum Umgang mit der Mittelknappheit werden drei grundlegende Lösungen, die der Erhöhung der Mittel im Gesundheitswesen, die der Effizienzsteigerung *(Rationalisierung)* und die der Leistungsbegrenzung *(Rationierung)*, vorgeschlagen. Ein vierter potentieller Lösungsansatz, die der medizinischen Prioritätensetzung *(Priorisierung)*, wird überdies vermehrt in der deutschsprachigen Literatur angeführt und im internationalen[1] Kontext bereits angewendet (vgl. Buyx et al. 2009; Marckmann 2008; Wohlgemuth et al. 2009).

Im Zusammenhang mit den vier Lösungsansätzen stellt sich zunächst die erste Frage: Nach welchen Grundprinzipien eine gerechte Gesundheitsversorgung zu organisieren ist? Nach Kersting (2007) und Marckmann (2008) sollte aus ökonomischer und ethischer Perspektive die Allokation von medizinischen Versorgungsleistungen nicht alleine dem Markt überlassen werden. Die Argumente des Marktversagens, der transzendentale Charakter des Gutes Gesundheit und das Vertragsar-

---

[1] Zur internationalen Anwendung und Diskussion der Priorisierung von medizinischen Leistungen vgl. auch Meyer & Raspe (2009), Preusker (2004, 2007) und Sabik & Lie (2008).

gument unterstützen eine einkommensneutrale und solidargemeinschaftlich finanzierte, öffentlich organisierte Gesundheitsversorgung (vgl. Kersting 2007; Marckmann 2008). Die Entscheidung für eine zumindest teilweise staatlich regulierte Gesundheitsversorgung beantwortet jedoch nicht die zweite Frage: Nach welchen Verfahren und Kriterien die verfügbaren Ressourcen alloziiert werden sollten?

Aus Public Health-Perspektive nimmt die gerechtigkeitsethische Allokation von Gesundheitsgütern aufgrund einer zunehmenden Finanzierungsproblematik einen zentralen Stellenwert in der gesundheitspolitischen Diskussion ein. Deshalb soll in dieser Arbeit der Fragestellung nachgegangen werden *welche Rationierungskriterien und Priorisierungsmodelle zur Alllokation von Gesundheitsgütern vorhanden sind und wie exemplarisch einzelne Kriterien im Kontext einer gerechtigkeitsethischen Gesundheitsversorgung normativ zu bewerten wären?*

Hierzu werden im ersten Kapitel definitorische Grundlagen und Zusammenhangsmodelle von Rationalisierung, Rationierung und Priorisierung einleitend vorgestellt. Im zweiten Kapitel wird aus positiver und normativer Sicht die Frage, „ob aus wohlfahrtsökonomischer Perspektive rationiert werden sollte?", beantwortet, um die Notwendigkeit der hier gestellten Fragestellung hervorzuheben. Im Anschluss werden die in der wissenschaftlichen Literatur am häufigsten diskutierten formalen und inhaltlichen Allokationskriterien und Prinzipien einer möglichen Rationierung (Kap. 3.1) und Priorisierung (Kap. 3.2) von medizinischen Gesundheitsleistungen vorgestellt. Das vierte Kapitel stellt die im Zusammenhang mit einer gerechtigkeitsethischen Gesundheitsversorgung diskutierten grundlegenden Sozialstaatsprinzipien (Kap. 4.1) und theoretischen Konzeptionen (Kap. 4.2) vor, bevor diese im Kontext der zuvor vorgestellten Rationierungs- und Priorisierungskriterien normativ bewertet (Kap. 4.3) werden. Bei der normativen Bewertung wird sich allgemein auf die zu präferierenden Rationierungsformen, dem exemplarischen Rationierungskriterium *„Alter"* sowie den inhaltlichen Kriterien einer potentiellen Prioritätensetzung konzentriert. Abschließend erfolgen im fünften Kapitel eine Zusammenfassung der Ergebnisse und eine kritische Stellungnahme zu potentiellen Konsequenzen, die aus der Beantwortung der Fragestellung hervorgehen könnten.

# 1. Definitorische Grundlagen

Um ein einheitliches Begriffsverständnis zu schaffen, werden vorab die primären definitorischen Grundlagen und deren spezifischen Zusammenhänge für eine öffentliche Gesundheitsversorgung dargestellt.

## 1.1. Rationalisierung

Rationalisierung bezieht sich explizit auf den Umgang mit begrenzten Ressourcen. Maßnahmen der Rationalisierung zielen auf eine dauerhafte und dynamische Effizienz- und Produktivitätssteigerung beim Leistungserstellungsprozess ab (vgl. Fuchs et al. 2009; Wohlgemuth et al. 2009). Unwirksame oder weniger wirksame Maßnahmen, die die gleichen Kosten verursachen wie alternative Maßnahmen können so erkannt und gestrichen[2] werden, „(...) ohne das den Patienten Notwendiges oder Nützliches vorenthalten werden muss" (Fuchs et al. 2009, S. A554). Die Gesundheit, die individuelle Lebensqualität und die Qualität der Versorgung werden hierdurch nicht beeinträchtigt (vgl. Buyx et al. 2009; Schirmer & Fuchs 2009).

Insgesamt nutzen Rationalisierungsmaßnahmen potentielle Wirtschaftlichkeitsreserven aus, um eine Nutzenmaximierung aufgrund einer Optimierung der Input-Relation zu erlangen (vgl. Offermanns 2007). Diese Effizienzsteigerung bezieht sich nicht nur auf den organisatorischen und verwaltungstechnischen Bereich, sondern darüber hinaus auch auf therapeutische und diagnostische Verfahren im Gesundheitswesen (vgl. Fuchs et al. 2009). Rationalisierungsmaßnahmen können folglich als

*„(...) durch die Vernunft begründete sinnvolle Handlungen, die darauf abzielen, bei gleichbleibendem finanziellem Aufwand das Versorgungsniveau zu erhöhen oder bei geringerem finanziellem Aufwand das Versorgungsniveau zu halten"* (Fuchs et al. 2009, S. A554)

definiert werden. Nach Wohlgemuth et al. (2009) stellt die Rationalisierung eine Option dar, um den zunehmenden finanziellen Ressourcenmangel im Gesundheitswesen zu begegnen. Demgegenüber stehen Mack (2001) und Fuchs et al. (2009), die davon ausgehen, dass mit dem ausschließlich vorhandenen Rationalisierungspotential das finanzielle Ressourcendefizit nicht auszugleichen sein wird.

---

[2]    Z.B. unnötige Operationen oder Röntgenaufnahmen (vgl. SVR 2001).

## 1.2. Rationierung

In der wissenschaftlichen Literatur lassen sich verschiedene normative sowie deskriptive Begriffsbestimmungen der Rationierung mit unterschiedlichen Abgrenzungskriterien identifizieren (vgl. Mack 2001).

Kühn (1991) definiert Rationierung als

> „(...) die ökonomische, juristische und ethisch legitimierte Verweigerung medizinischer Leistungen auch dann, wenn sie klinisch anerkannt sind und ihr Nutzen unbestritten ist" (Kühn 1991, S. 3f),

wohingegen die Zentrale Ethikkommission (2000) die Rationierung als

> „(...) die Verweigerung von ‚an sich notwendigen' bzw. ‚gesundheitlich notwendigen', gesellschaftlich verfügbaren und aus Patientensicht akzeptablen Leistungen aus Gründen der Mittelknappheit (..)" (ZEKO 2000, S. A-1019)

versteht. Bei der Definition von Kühn steht das Abgrenzungskriterium der legitimierten Verweigerung und bei der ZEKO die Mittelknappheit im Fokus (vgl. Rothgang 2007). Beiden normativen Abgrenzungskriterien müssten bei einer ökonomischen (ZEKO 2000) sowie bei einer juristischen und ethischen Bewertung (Kühn 1991) des Rationierungsbegriffes per se negativ ausfallen, weil das Menschenrecht auf Gesundheit und das Wirtschaftlichkeitsgebot[3] des Sozialgesetzbuches verletzt werden würden (vgl. Mack 2001).

Eine erste deskriptive Definition determiniert Rothgang (1999) mit der Formulierung, dass mit Rationierung ein Prozess gemeint ist,

> „(...) bei dem einzelne Patienten oder ganzen Patientengruppen medizinische und/oder paramedizinische Leistungen vorenthalten werden, obwohl diese geeignet sind, den Gesundheitszustand der Betroffenen zu verbessern bzw. eine Verschlechterung zu verhindern oder zu verzögern (‚medizinisch sinnvolle' Leistungen)" (Rothgang 1999, S. 134).

Diese Definition beinhaltet nicht die normativen Abgrenzungskriterien der Legitimation sowie der Mittelknappheit (vgl. Rothgang 2007). Mit dem Begriff der ‚medizinisch sinnvollen' Leistungen den Rothgang (1999) beschreibt, wird das Abgrenzungskriterium des zuvor angeführten Wirtschaftlichkeitsgebots begrifflich umgangen, jedoch nicht das Kriterium des Menschenrechts auf Gesundheit. Um den Begriff der Rationierung jedoch völlig bewertungsoffen je nach Rationierungsform und deren Auswirkungen für die Betroffenen ethisch diskutieren zu können, bedarf es

---

[3]    Vgl. hierzu §12 SGB V (Walhalla Fachredaktion 2009, S. 396)..

nach Mack (2001) einer rein deskriptiven Begriffsbestimmung. Mack definiert Rationierung im Gesundheitswesen als

> *„(…) die [öffentliche] Zuteilung bzw. die Verteilung von knappen und begrenzt vorhandenen Gesundheitsgütern ebenso wie pflegerischer oder medizinischer Maßnahmen unter der Bedingung, dass die Nachfrage größer ist als das Angebot"* (Mack 2001, S. 21).

Bei der Definition von Mack steht allein die Entwicklung von potentiellen Gerechtigkeitskriterien für die Ver- und Zuteilung von medizinischen, menschenrechtlichen und pflegerischen Grundgütern zur Versorgung der jeweiligen Gesellschaft im Fokus der Debatte (vgl. Mack 2001). Der von Mack definierte Rationierungsbegriff stellt für die Beantwortung der in dieser Arbeit zu bearbeitenden Fragestellung die geeignetste Grundlage für weitere gerechtigkeitsethische Bewertungen und Diskussionen, in Bezug auf potentielle Rationierungs- und Priorisierungsmodelle/formen, dar und wird infolgedessen als Ausgangspunkt fortführender Erläuterungen festgesetzt.

Um die gerechtigkeitsethischen Auswirkungen einer Rationierung und Priorisierung von Gesundheitsleistungen kritisch diskutieren zu können bedarf es weiterhin einer vollständigen Übersicht denkbarer Rationierungsformen sowie deren Einteilung in die jeweiligen Allokationsebenen.

### 1.2.1. Allokationsebenen nach Engelhardt

Zur Einteilung der verschiedenen Rationierungsformen „(…) wird primär ein Vier-Stufen-Modell verwendet, welches auf Tristram H. Engelhardt zurückgeht [vgl. Engelhardt 1988] (…)" (Kamm 2006, S. 23f). In diesem Ebenenmodell werden vier Allokationsstufen (siehe Abb.1), Makroebene I und II und Mikroebene I und II, voneinander unterschieden (vgl. Kamm 2006). Die Higher-level macroallocational choices (Makroebene I) sind Entscheidungen der globalen Ressourcenverteilung der öffentlichen Gesundheitsausgaben am Bruttosozialprodukt. Auf dieser Ebene steht die Gesundheitsversorgung in Konkurrenz mit anderen vom Staat finanzierten Aufgabenbereichen (vgl. Lay & Hansmeier 2004; Kamm 2006). Mit den Lower-level macroallocational choices (Makroebene II) wird das Gesamtbudget für die Gesundheitsversorgung auf unterschiedliche Sektoren, wie beispielsweise für Prävention, Therapie oder auch Rehabilitation, entsprechend den gesundheitspolitischen Zielen verteilt. Bei der Mikroebene I (Higher-level microallocational choices) werden die Prinzipien zur Verteilung der Ressourcen festgelegt. Hier steht insbesondere die Kriterienfindung zur Ressourcenverteilung für die spezifischen Patientengruppen im Vordergrund. Die direkte Verteilung von Leistungen an den einzelnen Patienten charakterisiert die Mikroebene II (Lower-level microallocational choices) (ebd.).

„Allgemein lässt sich eine strukturelle Abhängigkeit dieser vier Ebenen konstatieren: Veränderungen auf einer Ebene beeinflussen die Gestalt der anderen" (Kamm 2006, S. 24). Die Beeinflussung unterscheidet Schöne-Seifert (1988) zudem noch in anonym-abstrakte und in direkt-persönliche Entscheidungen. „Sie identifiziert die Mikroebene II als direkt-persönliche Allokationsebene, die anderen bezeichnet sie als anonym-abstrakt" (Kamm 2006, S. 25).

Zu den vier Allokationsstufen nach Engelhardt (1988) fügt Wallner (2003) eine weitere Ebene, die der internationalen Forschungsallokation, hinzu. Auf der Ebene der internationalen Forschungsallokation wird den Fragen nachgegangen, nach welchen Medikamenten geforscht und welche auf dem Markt eingeführt werden sollen? Wallner (2003) schreibt dieser fünften Ebene, aufgrund der zunehmenden Bedeutung von pharmazeutischen und medizintechnischen Allokationen, eine immer gewichtigere Rolle zu (ebd.). Um die fünfte Ebene in das Vier-Stufen-Modell von Eberhardt zu integrieren, könnte die Makroebene I nach supranationaler und nationalstaatlicher Zuständigkeit (siehe Abb.1) differenziert werden, sodass die Ebene der internationalen Forschungsallokation der supranationalen Makroebene I zuzuordnen wäre.

### 1.2.2. Rationierungsformen

Die quantitative Festlegung der Gesundheitsressourcen[4] auf der Makroebene I wird von Breyer & Schultheiss (2002) als primäre Rationierung bezeichnet. Demgegenüber steht die sekundäre Rationierung, die die Ver- und Zuteilung der Ressourcen innerhalb des Gesundheitssystems auf der Makroebene II sowie den Mikroebenen I und II beschreibt (siehe Abb.1). Weiterhin wird noch zwischen direkter (personenorientierter) und indirekter (ressourcenorientierte) Rationierung unterschieden. Die direkte Rationierung findet auf der Mikroebene II statt, und ist durch die direkte Vorenthaltung von bestimmten Gesundheitsressourcen im Arzt-Patienten-Verhältnis gekennzeichnet. Bei übergeordneten Allokationsentscheidungen auf der Mikroebene I und den Makroebenen I und II, wobei der Patient keine Rolle spielt,

---

[4]     Mit Gesundheitsressourcen sind auch die Ressourcen von Wallner (2003) angesprochen, die der pharmazeutischen und medizintechnischen Industrie zuzuordnen sind.

sondern statistische Wahrscheinlichkeiten, wird von indirekter Rationierung ge-
sprochen (ebd.).

**Abb.1: Rationierungsformen differenziert nach Allokationsebenen**

| Öffentliche Gesundheitsversorgung | | | |
|---|---|---|---|
| primäre Rationierung ⇨ | **Makroebene I**<br>(Higher-level macroallocational choices) | ⇦ weich / hart | indirekt |
| | supranational \| national | | |
| sekundäre Rationierung | **Makroebene II**<br>(Lower-level macroallocational choices) | | |
| | **Mikroebene I**<br>(Higher-level microallocational choices) | ⇦ explizit / implizit | |
| | **Mikroebene II**<br>(Lower-level microallocational choices) | ⇦ offen / verdeckt ⇦ direkt | |

Quelle: In Anlehnung an Kamm (2006), S. 27.

Außerdem wird zwischen harter und weicher Rationierung auf der Makroebene I
differenziert (vgl. Kamm 2006). Unter harter Rationierung wird die Festlegung eines
vorab definierten solidarischen[5] Versorgungsniveaus, welches nicht durch einen
privaten Zukauf von Leistungen überschritten werden darf, verstanden (vgl. Fuchs
et al. 2009; Rothgang 1999, 2009). Gegenüber der harten, darf bei der weichen
Rationierung das zuvor festgelegte Versorgungsniveaus über einen privat finanzierten Hinzukauf von Leistungen ergänzt werden (ebd.).

Der Ausschluss von Patienten oder Patientengruppen von bestimmten Leistungen
nach von außen objektiv festgelegten Kriterien auf der Mikroebene I wird nach
Fuchs (1998) als explizite Rationierung definiert. Wenn objektive Kriterien fehlen,
dann spricht Fuchs von implizierter Rationierung auf der Mikroebne II. Die implizite
Form der Rationierung ist das Resultat von Budgetierungen und anderen finanziellen Anreizsystemen, welche von den Leistungserbringern direkt erfolgt (vgl. Rothgang 2009). Darüber hinaus werden im Zusammenhang mit der expliziten und impliziten Rationierung auch die Rationierungsformen der offenen und verdeckten
Rationierung auf der Mikroebene II von Fuchs (1998) determiniert. Offene Rationierung soll die Transparenz der festgelegten Kriterien unter „(…) medizinischen, öko-

---

[5]    Wird obligatorisch über Steuern und/oder Beiträgen finanziert (vgl. Rothgang 1999, 2009).

nomischen, ethischen und sozialpolitischen Aspekten (...)" (Fuchs 1998, S. 44, zitiert nach Kamm 2006, S. 30) gewährleisten. Bei der verdeckten Rationierung hingegen besteht keine Transparenz der angewendeten Zuteilungskriterien (ebd.).

## 1.3. Priorisierung

Bei einer Priorisierung werden „(...) Listeneinträge mithilfe eines oder mehrerer Kriterien in eine Rangfolge ihrer Wichtigkeit gebracht" (Buyx et al. 2009, S. 202). Der Ordnungsrahmen[6] der Priorisierung bildet eine Prioritäten-Skala, die die Versorgungsleistungen nach Prioritätsrängen[7] differenziert. Niedriger eingestufte Leistungen werden höher eingestufter Prioritäten nachgeordnet. Die Nachordnung der Leistungen wird als Gegenteil der Priorisierung dekliniert und Posteriorisierung genannt (vgl. ZEKO 2000; Buyx et al. 2009). Diese mehrstufig, priorisierte Rangreihe bildet den Ausgangspunkt für die Methoden zur individuellen gesundheitlichen Behandlung bestimmter Krankheitsfälle, Krankheitsgruppen und Versorgungsziele (vgl. Fuchs et al. 2009). Nach Meyer (2009) kann die Prioritäts-Skala bereits eine Form der direkten Rationierung sein, muss sie aber nicht, weil sie gleichermaßen auch eine Form der Rationalisierung, der Aufwärtspriorisierung[8], oder der Verbesserung der Versorgungsqualität darstellen kann.

Wenn eine Prioritäten-Skala für einen zuvor eingeschränkten Versorgungsbereich wie zum Beispiel für Herzerkrankungen eingeführt wird, definiert dies eine vertikale Priorisierung der Versorgungsleistungen. Übergreifende Prioritäten in verschiedenen Krankheitsgruppen oder bei Versorgungszielen werden hingegen als horizontale Priorisierungen bezeichnet (ebd.).

## 1.4. Zusammenhänge von Rationalisierung, Rationierung und Priorisierung

Den Zusammenhang zwischen Rationalisierung und Rationierung etabliert Güntert (1999) mit dem Begriff der ‚rationalen Allokation'. Mit der rationalen Allokation wird ein strategisches Dreiecksverhältnis beschrieben, welches „(...) auf eine Steige-

---

[6]  In Bezug auf die „(...) Vorrangigkeit bestimmter Indikationen, Patienten- gruppen oder Verfahren vor anderen" (ZEKO 2000, S. A-1019).

[7]  „An deren oberen Ende steht das, was nach Datenlage und öffentlichen Konsens höchste Priorität hat" (ZEKO 2000, S. A-1019).

[8]  Hierunter sind die Einführungen neuer nützlicher Technologien zu verstehen (vgl. Mayer 2009).

rung des systemischen Gesamtnutzens des Gesundheitssystems abzielt und ein gesellschaftliches Wohlfahrtsoptimum erreichen möchte" (Wallner 2003, S. 521). Es handelt sich hierbei um rationale Entscheidungen auf der Makroebene, die den zweckdienlichen Einsatz von begrenzten Ressourcen steuern soll. Die Rationierung zielt hierbei auf die Effizienz der zu bereitstellenden Leistungen, in Abhängigkeit des Finanzierungspotentials, und die Rationalisierung auf die quantitative Verbesserung der Input-Relation des Ressourceneinsatzes ab (siehe Abb.2). Das Ergebnis beider Faktoren bildet die Effektivität in Bezug auf die rationale Allokation (vgl. Offermanns 2007).

**Abb.2: Dreiecksverhältnis Rationalisierung, Rationierung und rationale Allokation**

| | |
|---|---|
| **rationale Allokation** → **Effektivität** | **Effizienz** → **Rationierung** (Leistungsbegrenzung in Abhängigkeit des Finanzierungspotentials) |
| | **Input-Relation** → **Rationalisierung** (Verbesserung des Ressourceneinsatzes) |

Quelle: In Anlehnung an Offermanns (2007), S. 50.

Desweiteren beschreibt Mayer (2009) den Zusammenhang von Rationierung und Priorisierung aus zwei unterschiedlichen Perspektiven (siehe Abb.3). Zum eine aus der Sicht der expliziten Priorisierung und zum anderen aus der Rationierungsperspektive (vgl. Mayer 2009). Während die Priorisierungsperspektive eine normative Funktion darstellt und sich dazu eignet Priorisierungsprozesse in der Medizin zu steuern und Priorisierung als eine notwendige Voraussetzung einer expliziten Rationierung ansieht (vgl. ZEKO 2000), stellt das Modell der Rationierungsperspektive eine deskriptive[9] Funktion dar, mit der in der Gesellschaft latent vorhandene Priorisierungen und Priorisierungskriterien erkannt werden können (vgl. Mayer 2009). Beide Modelle „(...) zeigen dabei den zentralen Stellenwert von Priorisierung in der medizinischen Ressourcenallokation auf" (Mayer 2009, S. 234f).

---

[9]  Hierzu sind hermeneutisch-interpretative Vorgehensweisen zur Identifizierung heranzuziehen (vgl. Mayer 2009).

**Abb.3: Zusammenhänge zwischen Rationierung und Priorisierung – Zwei Modelle**

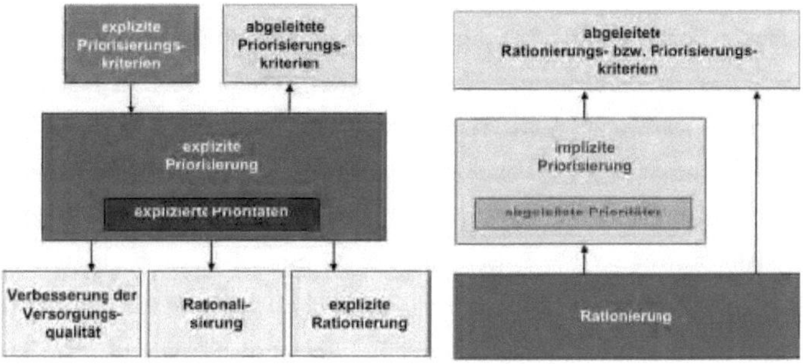

Links: Priorisierungsperspektive / Rechts: Rationierungsperspektive

Quelle: Vgl. Mayer (2009), S. 232ff.


## 2. Sollte aus wohlfahrtsökonomischer Perspektive rationiert werden?

Im nachfolgenden Kapitel soll erläutert werden, ob sich bisher Rationierungsmuster in der öffentlichen Gesundheitsversorgung für Deutschland erkennen lassen (positiv) und ob aus wohlfahrtökonomischer Perspektive grundsätzlich rationiert werden sollte (normativ).


### 2.1. Positiv

Vor dem Hintergrund marginal festzustellender expliziter und offener Rationierungskriterien im öffentlichen Gesundheitswesen, wird die implizite Vorenthaltung von medizinisch sinnvollen und damit notwendigen Gütern nach Rommel (2000) als negative Rationierung bezeichnet. Die empirischen Nachweise[10] einer negativen Rationierung werden in der Wissenschaft als rar eingestuft, sodass sich insbesondere die folgenden vier negativen Rationierungsmuster erkennen lassen (ebd.).

Die offensichtlichste Rationierungsform einer Leistungsvorenthaltung resultiert aus den Folgewirkungen der Budgetierungspolitik (vgl. Rommel 2000; Rothgang 1999). Diese können aus Rationalisierungsentscheidungen der Makroebenen I und II so-

---

10  Vgl. auch die Ergebnisse von Braun (2001) zu möglichen Leistungserosionen in der Gesetzlichen Krankenversicherung.

wie der Mikroebene I als negative Rationierungen hervorgehen. Als Beispiel ist hier der ausgewogene Patientenmix eines Krankenhauses[11] zu nennen (vgl. Schirmer & Fuchs 2009), der darauf abzielt „(…) die Kosten und Einnahmen des Krankenhauses vor dem Hintergrund eines gegebenen Budgets in der Waage zu halten" (Rommel 2000, S. 44). Nachgewiesene Folgewirkungen können längere Wartezeiten und Abweisungen von Patienten an eine andere Einrichtung sein. Die zeitliche und räumliche Verschiebung der notwendigen medizinischen Behandlungen zeigen ein konkretes Rationierungsmuster, welches sich in einer verdeckten und direkten Rationierung auf der Mikroebene II äußert, auf (vgl. Rommel 2000). Zudem lässt sich nachweisen, dass Budgetierungen, in Bezug auf die betriebswirtschaftlich geführte Personalpolitik, zu einer Rationierung der Behandlungsqualitäten[12] im onkologischen und palliativen Versorgungsbereich führen (ebd.).

Ein zweites Rationierungsmuster ist bei der infrastrukturellen Ausstattung des Rettungsdienstes zu erkennen. Auf Landesebene wird die sogenannte Hilfsfrist, die die Zeitspanne zwischen Eingang der Notfallmeldung und Eintreffen des Rettungsdienstes beschreibt, gesetzlich festgeschrieben (ebd.). Die durchschnittliche Erreichbarkeit der Rettungsdienste liegt in etwa bei 10-15 Minuten, sodass Fälle, die bei einer Zeitspanne von beispielsweise 3-5 Minuten noch gerettet werden könnten aus einem gering einzuschätzenden Nutzen, in Abhängigkeit der Kosten, als nicht mehr rettbar angesehen werden (ebd.). Dieses Verhältnis zwischen einem geretteten Menschenleben und den gesetzlich festgelegten Ressourcen beschreibt eine vorher determinierte Kapazitätsplanung, sodass es sich hierbei um eine primäre, harte, offene, indirekte und implizite Form der Rationierung (ebd.), die nach statistischen Lebensjahren einer Population erfolgt, handelt (vgl. Rothgang 2007).

Das dritte Rationierungsmuster ist bei der Vergabe von Transplantationsorganen festzustellen. Die grundsätzliche Gleichheit der wartenden Organempfänger und Empfängergruppen wird aufgrund einer interpersonellen Abwägung des größten Nutzens aufgegeben (vgl. Kramer 2006; Rommel 2000). Das temporale, individualmedizinische und bedarfsinduzierte Entscheidungskriterium wird folglich durch den größten Nutzen für die größte Zahl ergänzt (vgl. Rommel 2000). Auch hier handelt es sich um eine primäre, harte, offene, indirekte, jedoch nicht um eine implizite, sondern um eine explizite Form der Rationierung (ebd.).

---

[11]  Zu weiterführenden Rationierungsformen im Gesundheitswesen vgl. auch Schulheiss (2004).

[12]  Hier insbesondere in Gesprächen zwischen Patienten und dem ärztlichen und pflegerischen Personal (vgl. Rommel 2000).

Darüber hinaus zeigt sich ein potentielles Rationierungsmuster bei der aktuellen Diskussion über die Einführung einer Positivliste[13] für Medikamente. Ihre Einführung könnte Folgeauswirkungen auf der Mikroebene II bei den Patienten auslösen. Bisher verschriebene Medikamente[14], die unter der Voraussetzung eines von jeher größten gesellschaftlichen Nutzens verschrieben worden sind, würden einer negativen sowie auch einer positiven Rationierung unterliegen. Dieser wissenschaftliche, transparent vollzogene Diskurs würde eine explizite, offene, harte sowie weiche Form der Rationierung beschreiben (ebd.).

Smith (1998) kategorisiert die mannigfachen Rationierungsmaßnahmen im medizinischen Alltag in fünf unterschiedlichen Methoden: denial, deflection, delay, dilution und deterrence. Mit der Verweigerung (*denial*) wird beispielsweise bestimmten Patienten die Aufnahme auf die Intensivstation verweigert. Bei der Umlenkung (*deflection*) werden Patienten der Langzeitpflege aus dem Gesundheitssystem in das Pflegesystem, welches zum Teil privat finanziert ist, verlagert. Wartelisten beim Spezialisten bezeichnet Smith als Verzögerung (*delay*). Die eingangs beschriebene Verringerung der Behandlungsqualität im Krankenhaus wird als Ausdünnung (*dilution*) und die Verringerte Inanspruchnahme von medizinischen Leistungen aufgrund von Zuzahlungen oder Gebühren als Abschreckung (deterrence) identifiziert (ebd.).

## 2.2. Normativ

Die Wohlfahrtstheorie geht davon aus, dass die vorhandenen Ressourcen nicht ausreichen, um alle Bedürfnisse der Bevölkerung zu befriedigen (vgl. Rothgang 1999, 2009). Dieser Zustand wird in der Nationalökonomie als ‚Knappheitsbegriff' definiert. Unter der Voraussetzung der Ressourcenknappheit (vgl. Gandjour & Lauterbach 1999) würde eine gesteigerte Produktion von Gesundheitsgütern zu Opportunitätskosten führen, die sich dahingehend äußern, dass die eingesetzten Ressourcen nicht anderweitig Nutzen stiften können (vgl. Rothgang 1999).

Weiterhin wird angenommen, dass eine optimale Ressourcenallokation dadurch gekennzeichnet sein soll, „(...) dass der Grenznutzen der letzten eingesetzten Geldeinheit in allen Verwendungen gleich ist" (Rothgang 2009, S. 8). Wenn davon ausgegangen werden kann, dass auch im Gesundheitswesen ein abnehmender

---

[13]     Hier sollen ausschließlich nachgewiesene wirksame Medikamente in den Leistungskatalog der Gesetzlichen Krankenversicherung aufgenommen werden (vgl. Rommel 2000).

[14]     Hierunter fällt vor allem der Placeboeffekt als Therapiemethode (vgl. Rommel 2000).

Grenznutzen bei weiterer Ressourcenzufuhr vorhanden sei und die Annahme der Ressourcenknappheit bestehe, dann würde eine optimale Ressourcenzufuhr bis zur Sättigungsmenge nicht möglich sein (vgl. Rothgang 2009).

Nach Rothgang (1999, 2009) ist ein rationierungsfreier Zustand nur dann optimal, wenn ‚wir im Paradies leben' und keine Ressourcenknappheit vorliegen würde. Zudem sollten Ressourcenzufuhren im Gesundheitswesen nahe der Sättigungs-menge aufgrund des abnehmenden Grenznutzens in andere Bereiche umverteilt werden, um wohlfahrtssteigernde Effekte[15] zu generieren (vgl. Rothgang 2007, 2009). Folglich sind Rationierungen im Gesundheitswesen aus wohlfahrttheoreti-scher Perspektive wünschenswert. Es muss daher nicht der Frage nachgegangen werden ob, sondern eher wie rationiert werden sollte (vgl. Breyer 2005; Nida-Rümelin 2007; Rothgang 1999, 2009), damit eine humane und sozialverträgliche Allokation der Gesundheitsgüter erfolgen kann (vgl. Krämer 2007).

## 3. Prinzipien, Kriterien und Modelle der Rationierung und Priorisierung

Das dritte Kapitel stellt die wesentlichen Inhalte der in der philosophischen und ethischen Wissenschaft am häufigsten diskutierten Prinzipien, normativen Kriterien- und Zuteilungsmodelle der Rationierung und Priorisierung von medizinischen Leis-tungen dar.

### 3.1. Kriterienmodelle zur Rationierung medizinischer Leistungen

Nach Cookson & Dolan (2000) lassen sich in der klassischen philosophischen Terminologie vier grundsätzliche Kategorien von Prinzipien voneinander unter-scheiden.

Das Bedürfnis-Prinzip beschreibt die Zuteilung von Gesundheitsgütern nach dem jeweils individuellen Bedarf[16] des Patienten (vgl. Wallner 2003). Beim Maximie-

---

[15]    Andere Faktoren wie zum Beispiel zusätzliche Ausgaben zur Verkehrssicherheit könn-ten einen stärken Nutzen auf die Lebenserwartung hervorrufen, als eine Ausweitung der Gesundheitsausgaben (vgl. Rothgang 1999).

[16]    Der Bedarf richtet sich nach dem entsprechenden Ausmaß der momentanen Lebensge-fährdung, der momentanen sowie lebenslangen Krankheit, der momentanen sowie lebenslangen Nutzenchance und der nach den Kosten, um die Nutzenchance zu ver-werten (vgl. Wallner 2003).

rungs-Prinzip wird darauf abgezielt die begrenzten Ressourcen so zu verteilen, dass der größtmöglichste Nutzen erzielt wird. Dabei lässt sich das Outcome unterschiedlich definieren. Zum eine kann es das Ziel sein die Volksgesundheit für die größtmöglichste Zahl an Menschen zu erzielen und anderenfalls kann es das Ziel sein, dass Wohlbefinden[17] eines guten Lebens zu maximieren. Weiterhin steht beim Egalitäts-Prinzip die Gleichheit beim Ausgleich unter den Individuen im Mittelpunkt. Dabei kann Gleichheit als die Ressourcenallokation, die zu einer gleichen lebenslangen Gesundheitswahrscheinlichkeit innerhalb einer Bevölkerung führt, oder die Chancengleichheit als individuelle Freiheit und Autonomie verstanden werden. Die vierte Kategorie ergibt sich aus zwei Kombinationen der verschiedenen Prinzipien. Die eine Kombination besteht aus dem Maximierungs- und Egalitätsprinzip und die andere aus dem Bedürfnis- und Maximierungs-Prinzip (ebd.). Innerhalb beider Kombinationsprinzipien kann nach Cookson & Dolan (2000) entweder eine Hierarchie oder eine Güterabwägung angenommen werden. Laut Wallner (2003) zeigt eine repräsentative Studie, dass keine Präferierung für eines der vier Kategorien von Prinzipien besteht. Vielmehr würde die Öffentlichkeit „(…) alle drei Prinzipien-Kategorien (…) kombinieren und einer differenzierten Güterabwägung unterziehen (…)" (Wallner 2003, S. 524).

Die oben dargestellten Kriterien-Prinzipien können nach Feuerstein (1998) den folgenden Allokationskriterien[18], innerhalb einer sekundären Rationierung (vgl. Kamm 2006), zugeordnet werden. Dabei teilt Feuerstein die Zuteilungskriterien in vier Unterkategorien[19] der sozialen, der soziomedizinischen, der medizinischen sowie medizinischen Hilfskriterien und den personenbezogenen Kriterien ein (siehe Anhang-Abb.1-4). In der Kategorie der sozialen Rationierungskriterien kann die Ressourcenallokation nach dem sozialen Wert, nach bevorzugten Gruppen, der sozialen Verantwortung, nach dem sqeaky-wheel-Faktor, der Programm-Politik oder nach einer Lotterie erfolgen (vgl. Feuerstein 1998; Kamm 2006; Schöne-Seifert 2007). Bei den soziomedizinischen Kriterien kann zwischen dem Alter, den psychologischen Fähigkeiten und der unterstützenden Umgebung differenziert alloziiert werden (vgl. Feuerstein 1998). Insbesondere die Diskussion über die Rationierung von medizinischen Leistungen nach dem Alter hat in der wissenschaftli-

---

[17] „(..) Hier sind auch nicht-gesundheitliche Determinanten eingeschlossen (..)" (Wallner 2003, S. 523).

[18] Vgl. auch die von Landwehr & Böhm (2009) festgestellten Ausschlusskriterien.

[19] Zu den einzelnen Vor- und Nachteilen der unterschiedlichen Rationierungskriterien siehe im Anhang Tab.1-4.

chen Literatur verstärkt zugenommen (vgl. Breyer 2005, 2006; Krämer 2006; Marckmann 2006, 2007; Schöne-Seifert 2007; Zweifel & Telser 2000). Die Kriterien nach denen eine Zuteilung aufgrund von medizinischen beziehungsweise den medizinischen Hilfskriterien vorgenommen wird lassen sich nach dem medizinischen Nutzen, der Wahrscheinlichkeit, der Länge, der Qualität des medizinischen Nutzens und der Nähe zum bevorstehenden Tod differenzieren (vgl. Feuerstein 1998). Eine Bereitschaft Krankheit zu riskieren beziehungsweise in Kauf zu nehmen, die Zahlungsfähigkeit und das Zuteilungskriterium „First-come - first-served" wird den personenbezogenen Allokationskriterien zugeordnet (vgl. Schöne-Seifert 2007; Wallner 2003.).

Nach Wallner (2003) sind die oben dargestellten Allokationskriterien alle in unterschiedlichen Gewichtungen im Gesundheits- und Pflegesystem anzutreffen und fließen in die Allokationsentscheidungen von Gesundheitsgütern in der Regel in Kombination mit anderen Kriterien ein.

## 3.2. Kriterienmodelle zur Priorisierung medizinischer Leistungen

Nach dem ersten Memorandum der ZEKO (2000), die ein erstes Verfahren zur Entwicklung von Prioritäten vorgeschlagen hatte, stellt die ZEKO (2007) mit ihrer zweiten Stellungnahme zur Priorisierung medizinischer Leistungen im System der Gesetzlichen Krankenversicherung einen ersten Vorschlag für eine gerechte Prioritätensetzung vor.

Laut der ZEKO (2007) sollte eine Prioritätensetzung nach „(…) explizit festgelegten Verfahren und Kriterien durchgeführt werden" (ZEKO 2007, S. A2751). Dabei sollten normative Kriterien, die das Verfahren (*formale Kriterien*) und den Inhalt (*inhaltliche Kriterien*) der gerechten Versorgungsprioritäten bestimmen, im sozialethischen und verfassungsrechtlichen Kontext stehen (vgl. ZEKO 2007). Die ZEKO formuliert insgesamt acht formale Kriterien: Transparenz, Begründung, Evidenzbasierung, Konsistenz, Legitimität, Offenlegung und Ausgleich von Interessenskonflikten, wirksamer Rechtsschutz und Regulierung (siehe Anhang-Tab.5). Die inhaltlichen Kriterien sollten sich insbesondere nach ethischen und rechtlichen Begründungen richten. Hierzu definiert die ZEKO insgesamt drei inhaltliche Kriterien: Medizinische Bedürftigkeit, erwarteter medizinische Nutzen und Kosteneffektivität[20].

Die drei inhaltlichen Kriterien sollten dabei den „(…) Grad und die Konsistenz der vorliegenden Evidenz zu Wirksamkeit, erwartetem Nutzen, Risiken und Kosten sowie die Übertragbarkeit ihrer Ergebnisse auf die aktuelle Versorgungssituation eines Landes oder einer Region (…)" (ZEKO 2007, S. A2751) berücksichtigen.

Das Kriterium der medizinischen Bedürftigkeit wird weiterhin in ein Vier-Stufen-Modell (siehe Abb.4), welches auf unterschiedlich starke medizinische Leistungsansprüche beruht, unterteilt (ebd.). Dabei kann zwischen zulässigen und nicht zulässigen Kriterien der Priorisierung unterschieden werden. Auf der ersten Stufe der zulässigen Kriterien stehen der Lebensschutz und der Schutz vor schwerem Leid und Schmerzen. Die zweite Stufe bietet Schutz vor dem Ausfall oder der Beeinträchtigung wesentlicher Organe und Körperfunktionen. Bei weniger schwerwiegenden oder nur vorrübergehenden Beeinträchtigungen des Wohlbefindens handelt es sich um Leistungszusagen der dritten Stufe. Der letzte Priorisierungsgrad auf der vierten Stufe gewährt eine allgemeine Verbesserung und Stärkung von Körperfunktionen (ebd.).

**Abb.4: Zulässige Priorisierungskriterien – Vier-Stufen-Modell**

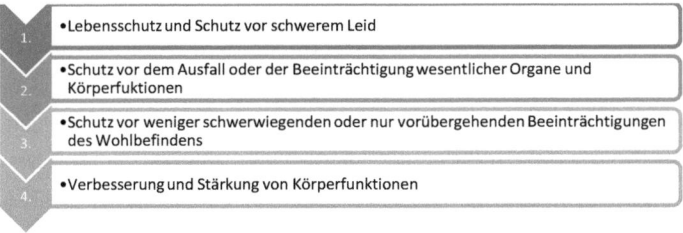

Quelle: In Anlehnung an ZEKO (2007), S. A2751f.

Aus ethischer und verfassungsrechtlicher Sicht beschreibt die ZEKO (2007) weiterhin Kriterien, die als unzulässig anzusehen sind. Eine Zuordnung der Leistungsansprüche auf den Priorisierungsstufen eins und zwei nach Art und Umfang der Krankenversicherung oder der Zahlungsfähigkeit, sowie eine Differenzierung auf allen

---

[20]    „Das Kriterium der Kosteneffektivität soll dazu beitragen, dass mit den begrenzt verfügbaren Ressourcen ein möglichst großer gesundheitlicher Effekt, gemessen am Zugewinn an Lebenszeit und Lebensqualität, erzielt wird" (ZEKO 2007, S. A2752).

Stufen nach Geschlecht, Abstammung, Rasse, Sprache, Heimat, Herkunft, Glauben, religiöser und politischer Anschauung und Behinderung soll per se ausgeschlossen werden. Desweiteren ist eine Diskriminierung aufgrund des Alters sowie einer bestimmten sexuellen Orientierung durch das allgemeine Gleichbehandlungsgesetz und die Antidiskriminierungsrichtlinie der EU untersagt. Bei dem Auftreten von temporären homogenen Patientengruppen könnten darüber hinaus noch weitere Kriterien, wie beispielsweise eine zeitliche Priorisierung, zur ethischen Ressourcenallokation hinzutreten (ebd.).

Aus ethischer Sicht ist es nach der ZEKO (2007) am angemessensten, wenn alle drei inhaltlichen Priorisierungskriterien in Kombination[21] zur expliziten Priorisierung von medizinischen Leistungen angewendet werden. Weiterhin scheint es sinnvoll den gesellschaftlichen Diskurs stärker mit bei der Erarbeitung von formalen und inhaltlichen Kriterien einzubeziehen. Hierzu könnten öffentliche Befragungen wie die von Diederich und Schreier (2009) einen ersten wichtigen Beitrag leisten, um Ressourcen nach gesellschaftlich-ethischen Wertvorstellungen verteilen zu können.

## 4. Grundlagen des Sozialstaates und gerechtigkeitsethische Theorien

Das anknüpfende Kapitel vier erläutert einzelne gerechtigkeitsethische Theorien, die im Kontext einer öffentlichen Gesundheitsversorgung stehen und stellt die Grundlagen des Sozialstaates in Bezug auf das Gesundheitswesen vor. Anschließend werden die zu präferierenden Rationierungsformen, das exemplarische Rationierungskriterium „Alter" und die inhaltlichen Priorisierungskriterien, aus dem vorherigen Kapitel drei, aus ethischer und sozialstaatlicher Perspektive normativ bewertet.

### 4.1. Sozialstaatsprinzipien

Fragen der Rationierung stellen Fragen der Gerechtigkeitstheorie dar und betreffen die ethischen Grundlagen eines Sozialstaates (vgl. Nida-Rümelin 2007). Um im

---

[21]    Die Problematik der ethischen Gewichtung der drei Kriterien sowie die Bestimmung eines angemessenen gesundheitsökonomischen Schwellenwertes (vgl. Marckmann 2008, 2009) wird in Kapitel 4.3 erörtert.

Anschluss eine normative Bewertung exemplarischer Rationierungs- und Priorisierungskriterien im Kontext einer gerechtigkeitsethischen Gesundheitsversorgung
durchführen zu können, werden nachfolgend kurz vier sozialstaatlichen Prinzipien
beschrieben.

Das erste Prinzip des Sozialstaates ist die *Hilfspflicht*[22] gegenüber denjenigen, die
unverschuldet in Not geraten sind. Mit dem zweiten Sozialstaatsprinzip der *Vorsorge* sind die Menschen daran gebunden für den Fall von Krankheit, Pflegebedürftig-
keit, Alter und Arbeitslosigkeit vorzusorgen. Die zeitliche Vorsorge erfolgt in der
Regel unter der Prämisse der Diskontierung. Im dritten Prinzip der *Freiheit*[23] spie-
gelt sich das Recht auf die Autonomie des Einzelnen gegenüber allen möglichen
Arten von Zwängen wieder. Das vierte Prinzip des Sozialstaates die *Gleichheit* ist
eine zentrale Norm jeder demokratischen Ordnung und besagt, dass jeder Bürger
vor Recht und Gesetz gleich ist (ebd.).

Alle vier Prinzipien können in einem Sozialstaat koexistieren und bedürfen nach
Nina-Rümelin (2007) wechselseitiger Komplementierungen.

## 4.2. Gerechtigkeitsethische Theorien

In der öffentlichen Gesundheitsversorgung lassen sich nach Bittner & Heller (2006)
grundsätzlich[24] zwei Gruppen von ethischen Problemen erkennen. Zum einen können Probleme zur Freiheit[25] und zum anderen zur Gerechtigkeit bei der Ressourcenallokation von medizinischen Leistungen entstehen. Insbesondere die Gruppe
der gerechtigkeitsethischen Theorien steht heute im Fokus der Debatten, wenn es
um die öffentliche Gesundheitsfürsorge geht (vgl. Bittner & Heller 2006).

Innerhalb der gerechtigkeitsethischen Theorien lassen sich drei grundlegende Konzeptionen identifizieren. Die *libertäre Konzeption* nach Nozick (1974) geht davon
aus,

---

[22]  „Man könnte von einer alten Solidarität sprechen, die sich bereits in Sozialsystemen des
      Mittelalters oder des *Ancien Régime* ausmachen lässt" (Nida-Rümelin 2007, S. 2).
[23]  Das dritte Prinzip lässt sich weiterhin in positive und negative Freiheit differenzieren
      (vgl. Nida-Rümelin 2007).
[24]  Weitere Prinzipien wären noch die Menschenwürde und der Gedanke eines Rechts auf
      Gesundheit (vgl. Bittner & Heller 2006).
[25]  Die ethische Perspektive der Ressourcenallokation in Bezug auf die Freiheit und der
      Theorie des Utilitarismus sind nicht Gegenstand der Arbeit, vgl. hierzu unter anderem
      Buyx (2005).

*„(…) dass alle Menschen natürliche Rechte besitzen, von denen das wichtigste das Eigentumsrecht ist, also das Recht, allein über die Verwendung rechtmäßigen Eigentums zu entscheiden" (Bittner & Heller 2006, S. 590).*

Als rechtmäßiges Eigentum werden alle Dinge angesehen, die sich jemand zu Eigen gemacht hat, die noch niemanden gehört haben und wenn diese Dinge in hinreichender Art und gleicher Qualität für andere existieren. Weiterhin kann das Eigentum rechtmäßig sein, wenn es durch Tausch, Kauf, Schenkung oder Vererbung ohne jeglichen Zwang erworben wurde. Sind diese Voraussetzungen erfüllt spricht Nozick von einer gerechten Eigentumsverteilung, selbst wenn sie ungleich für bestimmte Personengruppen verteilt sein sollten (vgl. Bittner & Heller 2006). Die staatliche Umverteilung von Einkommen, um das Gesundheitsniveau der Armen den Reichen anzunähern, wird folglich als ungerecht eingestuft und kann in einem marktwirtschaftlichen System als nicht moralisch anstößig bezeichnet werden (ebd.). An der libertären Konzeption Nozeriks werden jedoch von Bittner & Heller (2006) die folgenden Kritikpunkte, in Bezug auf eine gerechte Gesundheitsversorgung, geäußert. Nach ihrer Auffassung ist es nicht eindeutig geklärt, wann ein Eigentum als rechtmäßig erworben anzuerkennen sei. Weiterhin sind sie der Ansicht, dass nicht nur ein Recht auf das Eigentum bestehen sollte, sondern darüber hinaus „(…) ein Recht auf ein Mindestmaß an Wohlfahrtsleistungen: Nahrung, Wohnung, Ausbildung (..), also auch ein Recht auf ein Mindestmaß von Gesundheitsleistungen (..)" (Bittner & Heller 2006, S. 591). Dies würde bedeuten, dass es die Pflicht des Staates sei, Personen einen Teil ihres Eigentums wegzunehmen und umzuverteilen (ebd.). Diese Annahme einer gerechteren Gesundheitsversorgung findet sich in der *vertragstheoretischen Konzeption* nach Rawls (1971) wieder. Rawls geht bei seiner *„theory of justice"* davon aus, dass

*„(…) die Grundstruktur einer Gesellschaft dann und nur dann gerecht [sei], wenn ihre Mitglieder diese Struktur unter bestimmten idealisierten Bedingungen, insbesondere unter Unwissenheit über ihre eigenen Eigenschaften und über ihren eigenen Platz in der Gesellschaft, anderen möglichen Gesellschaftsstrukturen vorziehen würden" (Bittner & Heller 2006, S. 591f).*

Der sogenannte *„Schleier der Unwissenheit"* ist bei Rawls Vertragstheorie von Nöten, da er verhindert, dass sich Gerechtigkeitsprinzipien durchsetzen würden, die bestimmten Personen einen Vorteil verschaffen könnten (vgl. Bittner & Heller 2006). Als Ergebnis des Entscheidungsprozesses könnten nach Rawls (1971) zwei

Prinzipien[26] entstehen, die die Beteiligten einer Gesellschaft zustimmen würden. Das erste Prinzip besagt, dass alle Menschen ein gleiches Recht auf ein völlig adäquates Paket gleicher Grundfreiheit genießen. Wohingegen das zweite Prinzip *(Differenzprinzip)* ausdrückt, dass soziale und wirtschaftliche Ungleichheiten nur dann zulässig seien, wenn sie die am schlechtesten begünstigten Gesellschafts-mitglieder noch am besten stellen würde *(faire Chancengleichheit).* „Dabei genießt das erste Prinzip Vorrang vor dem zweiten" (Bittner & Heller 2006, S. 592). Weiter-hin besteht innerhalb des zweiten Prinzips eine Nachordnung des Differenzprinzips gegenüber der fairen Chancengleichheit. Das bedeutet, dass eine Einkommensver-teilung nach dem Differenzprinzip nicht genügen würde, wenn in ihr keine faire Chancengleichheit besteht (ebd.). Zu einer expliziten gerechten öffentlichen Gesundheitsversorgung hat sich Rawls jedoch nicht geäußert, sodass weitere adaptive Theorien entstanden sind. Green (1976) hat im Zusammenhang mit der Theorie von Rawls vorgeschlagen, dass

> „(...) die Versorgung mit Gesundheitsleistungen als ein soziales Grundgut, in einer Reihe mit Rawls' sozialen Grundgütern Einkommen, Freiheiten und sozialen Grundlagen der Selbstachtung, zu betrachten [sei]" (Bittner & Heller 2006, S. 593).

Nach Green fällt die Verteilung von Gesundheitsgütern demnach unter das Diffe-renzprinzip. Bittner & Heller (2006) führen hierzu kritisch an, dass die Gesundheit kein soziales Grundgut im Sinne der Rawls'schen Theorie sei und dass weder Ge-sundheit noch Gesundheitsleistungen unter das Differenzprinzip fallen würden. Eine weitere Überlegung zur Anwendung der Rawls'schen Prinzipien in Bezug auf eine öffentliche Gesundheitsversorgung entwickelte Daniels (1985, 1987). Daniels ist überzeugt, dass eine faire Chancengleichheit im Sinne der Rawls'schen Theorie dahingehend zum Ausdruck kommt, indem

> „(...) Menschen diejenigen Gesundheitsleistungen bekommen, die sie brauchen, um ein in ihrer Gesellschaft normales und erfülltes Leben zu führen" (Bittner & Hel-ler 2006, S. 594).

Die Bedingung der fairen Chancengleichheit ist nach Rawls (1971) eine Forderung der Gerechtigkeit, die letztlich dem Differenzprinzip voransteht. Wenn Daniels (1985, 1987) die faire Chancengleichheit als grundsätzlichen Bedarfszugang zu Gesundheitsleistungen ansieht, stehen dem Gut Gesundheit weitere Erfordernis-se[27] konkurrierend gegenüber, die es gegeneinander abzuwägen gilt (vgl. Bittner &

---

[26]    Vgl. hierzu auch die Ausführungen von Gosepath (2007) der drei grundsätzlichen Prin-zipien, Solidarität, Gleichheit und Priorität definiert.
[27]    Zum Beispiel eine angemessene Ausbildung (vgl. Bittner & Heller 2006).

Heller 2006). Weiterhin sieht es die Rawls'sche Gerechtigkeit nicht als ihre Aufgabe an, „(…) Ungleichheiten in der natürlichen Ausstattung der Menschen durch entsprechend erhöhte oder verminderte Versorgung mit sozialen Grundgütern auszugleichen" (Bittner & Heller 2006, S. 595). Weitergehend sind Bittner & Heller der Meinung, dass auch spätere Verschlechterungen der Ausstattung, im Sinne der Gerechtigkeitstheorie nach Rawls, nicht über eine faire Chancengleichheit vollständig zu kompensieren seien. Mit einem dritten Vorschlag, die Rawls'sche Gerechtigkeitstheorie spezifisch für das Gesundheitswesen zu adaptieren, definiert Gutman (1999)

> „(…) das Prinzip eines für alle gleichen Zugangs zu Gesundheitsleistungen (…)"
> (Bittner & Heller 2006, S. 595).

Dabei begründet Gutman ihr Prinzip mit der für einen jeden Menschen wichtigen Selbstachtung. Ist die Selbstachtung aufgrund eines durch den Sozialstatus geschmälerten Zugangs zu Gesundheitsleistungen beeinträchtigt, so könnten wir in unserem Wollen und Tun gelähmt sein (vgl. Bittner & Heller 2006). Auch dieser inhaltlichen Auslegung einer nach Rawls definierten gerechtigkeitsethischen Theorie steht Kritik gegenüber. Die Selbstachtung ist nach Rawls den sozialen Grundgütern zuzuordnen und ist wieder als konkurrierendes Gut anzusehen, welches nicht unbedingt egalitär verteilt sein muss. Außerdem ist die Selbstachtung bei jedem Menschen anders gewichtet, sodass für den einen ein gleicher Zugang zu Gesundheitsleistungen und für den anderen ein gleicher Zugang zu Luxusgütern wichtiger erscheint (ebd.).

Die verschiedenen Auffassungen einer vertragstheoretischen Konzeption zeigen deutlich, dass nicht abschließend zu identifizieren ist was explizit an Gerechtigkeit an eine öffentliche Gesundheitsversorgung zu fordern ist. Den komplexen Ansatz von Rawls versucht Walzer (1983) mit der *kommunitaristischen Konzeption* zu realisieren. Walzer ist nicht der Ansicht,

> „(…) dass es das eine Kriterium gerechter Verteilungen gibt, das für jedwedes zur Verteilung anstehende Gut und für jedwede Menschengemeinschaft gilt, in der geteilt werden soll [, gibt]" (Bittner & Heller 2006, S. 596).

Er geht von einem Pluralismus der Gerechtigkeit bei der Verteilung von Gütern aus, die von verschiedenen Kriterien abhängig sind. Leistungen der öffentlichen Gesundheitsversorgung sind laut Walzer (1983) nach dem Bedürfnis zu verteilen. In welchem Maße die Bedürftigkeit, in Abhängigkeit zu konkurrierenden Ressourcen, zu allozieren ist, „(…) das entscheidet die jeweilige Gemeinschaft von Men-

Grundlagen des Sozialstaates und gerechtigkeitsethische Theorien
Allokationsethik in der öffentlichen Gesundheitsversorgung – Normative Kriterien- und
Modellbewertung

schen, nämlich auf Grund des in dieser Gemeinschaft geteilten Verständnisses und der gemeinsamen Wertung von Gesundheit und Krankheit (…)" selbst ( Bittner & Heller 2006, S. 596). Der Vorteil der kommunitaristischen gegenüber der vertrags-theoretischen Konzeption liegt darin, dass sich die Gerechtigkeitsfrage nicht auf fiktive Beschlüsse idealisierter Individuen beruft, sondern auf in der Gemeinschaft vorzufindenden Traditionen und Wertungen. Kritiker behaupten, dass es nicht grundsätzlich klar sei, warum das Kriterium der Bedürftigkeit zur Verteilung der Ressourcen herangezogen werden sollte. Darüber hinaus sei es eher unrealistisch, dass sich eine nationale Gemeinschaft über die Wertigkeit von Gesundheit und Krankheit und anderen relevanten Ressourcen einig werden würde (vgl. Bittner & Heller 2006).

Zusammenfassen bleibt festzuhalten, dass nicht klar zu erkennen ist was gerech-tigkeitsethisch bei der Allokation von Gesundheitsgütern in einer öffentlichen Gesundheitsversorgung zu verlangen ist (ebd.).

## 4.3. Allokationsethik in der öffentlichen Gesundheitsversorgung – Normative Kriterien- und Modellbewertung

Grundsätzlich setzt sich die ZEKO (2007) für einen Vorrang der Rationalisierung vor der Rationierung ein. Das zweite Kapitel hat eindeutig vermittelt, dass bereits heute Rationierungen im Gesundheitswesen vorhanden und zudem aus wohl-fahrtsökonomischer Perspektive wünschenswert sind, weil die Ressourcen im Gesundheitswesen nur begrenzt vorhanden seien (vgl. Rothgang 1999, 2009). Zu-dem sollte das Rationalisierungspotential nicht ausreichen dürfen, um das finanziel-le Ressourcendefizit auszugleichen (vgl. Fuchs et al. 2009; Mack 2001). Vor die-sem Hintergrund werden die zu präferierenden grundlegenden Rationierungsfor-men, das exemplarische Rationierungskriterium „*Alter*" sowie die inhaltlichen Krite-rien des Vier-Stufen-Modells der Priorisierung im Kontext einer gerechtigkeitsethi-schen öffentlichen Gesundheitsversorgung normativ bewertet.

### 4.3.1. Präferierende Rationierungsformen

Eine Rationierung von medizinischen Gesundheitsleistungen sollte zunächst auf der Makroebene I mittels primärer, weicher und indirekter Rationierung erfolgen, damit tragische Entscheidungen nicht auf den Arzt übertragen werden müssen (vgl. Kamm 2006, Marckmann 2008; Rothgang 1999). Ein weiterer Vorteil ergibt sich

Grundlagen des Sozialstaates und gerechtigkeitsethische Theorien
Allokationsethik in der öffentlichen Gesundheitsversorgung – Normative Kriterien- und
Modellbewertung

hierbei nach Krämer (2006) aus der Rationierung von statistischen gegenüber konkreten Menschenleben (vgl. Rothgang 2007). Innerhalb der Mikroebenen I und II sollte explizit, offen und indirekt rationiert werden, weil explizite und offene Kriterien zu einem positiven transparenten Diskurs beitragen, die Konsistenz der Verteilungsentscheidungen gesichert, die Kosten und Nutzen gegeneinander abgewogen und die implizite Vorenthaltung von Leistungen aufgrund anderer Gründe fast vollständig entfallen würde. Implizite Leistungsbegrenzungen können aktuell nicht vollständig durch explizite Kriterien ersetzt werden, weil Budgetierungen und Anreizsysteme teilweise überlegen (vgl. Kamm 2006; Marckmann 2008).

Aus gerechtigkeitsethischer Perspektive würde somit eine grundsätzliche Einhaltung des Sozialstaatsprinzips der Gleichheit (Marckmann 2008), beziehungsweise der Chancengleichheit nach Gutman (1999), jedoch nicht unbedingt eine uneingeschränkte Hilfspflicht nach Daniels (1985, 1987) gewährleistet werden können.

Zusammenfassend kann festgehalten werden, dass eine explizite Leistungsbegrenzung ethisch einer impliziten vorzuziehen ist, wobei hingegen implizite Leistungsbegrenzungen leichter umzusetzen sind (vgl. Marckmann 2008).

### 4.3.2. Vor- und Nachteile einer Altersrationierung

Die Altersrationierung als soziomedizinisches Kriterium könnte dazu führen, dass die medizinische Grundsicherung ab einem bestimmten Alter nicht mehr durch die öffentliche Gesundheitsversorgung abgedeckt wäre, sondern durch eine Privatversicherung oder aus eigener Tasche bezahlt werden müsste vgl. Breyer (2005). Vorteil der Altersrationierung ist eindeutig die faktische Gewissheit, dass Leistungen aufgrund eines marktwirtschaftlichen Versicherungsvertrages nicht implizit wie in der gesetzlichen Krankenversicherung vorenthalten, sondern definitiv in Anspruch genommen werden könnten. Auch Krämer (2006) beschreibt, dass bereits heute nach dem Alter direkt und implizit Rationiert wird und das eine explizite Altersrationierung unter gerechtigkeitsethischen Gesichtspunkten durchaus gerecht sein kann, denn nach Gutman (1999) wäre zumindest die Theorie des gleichen Zugangs für eine bestimmte Personengruppe einer medizinischen Leistung erfüllt. Nachteilig ausgelegt werden könnte, dass sich hierdurch eine eindeutige Zwei-Klassen-Medizin im hohen Alter etablieren und Besserverdienende bevorzugt werden. Gleichzeitig wird das Argument der finanziellen Mittelaufwendung von Breyer (2005, 2006) entkräftet, indem er sagt, dass die Prämien eines solchen Vertrages bereits im frühen Alter eingezahlt werden und zudem sich die Prämie an die jewei-

Grundlagen des Sozialstaates und gerechtigkeitsethische Theorien
Allokationsethik in der öffentlichen Gesundheitsversorgung – Normative Kriterien- und
Modellbewertung

lige Lebenserwartung in Abhängigkeit der soziökonomischen Zugehörigkeit anpassen müssten (ebd.). Darüber hinaus würde das Sozialstaatsprinzip der Freiheit, aufgrund der individuellen Entscheidung gegenüber einer öffentlichen Gesundheitsversorgung im Alter, gestärkt werden.


Andererseits klagt Krämer (2006) an, dass „(…) Regeln, die schon heute festlegen, was morgen für wen verfügbar sein soll oder nicht, als wenig praktikabel [anzusehen sein]" (Krämer 2006, S. 8). Insgesamt würde damit eine finanziell dynamische Ausgliederung der Alterungskosten von neuen und innovativen Diagnose- und Therapieverfahren stattfinden, die aus ethischer Perspektive nur schwer zu rechtfertigen sein würden. Des Weiteren ist zu beachten, dass es keinen direkten[28] Zusammenhang zwischen Alter und Gesundheitsausgaben festzustellen gäbe. Patienten im höheren Lebensalter würden folglich einen erheblichen Nutzen nicht in Anspruch nehmen können (vgl. Marckmann 2006). Wallner (2003) weist weiterhin daraufhin, dass eine Altersrationierung klar gegen die grundrechtliche Gewährleistung der unantastbaren Würde jedes Menschen, unabhängig vom Alter, verstoßen würde. Darüber hinaus wird befürchtet, dass bei der Altersrationierung primär die Produktivität, beziehungsweise der soziale Wert des einzelnen Menschen für die Gesellschaft im Vordergrund stehe (vgl. Kamm 2006; Wallner 2003).

### 4.3.3. Inhaltliche Kriterien einer Vier-Stufen-Priorisierung

Die drei inhaltlichen Kriterien einer medizinischen Prioritätensetzung der ZEKO (2007), die medizinische Bedürftigkeit, der erwarteter medizinische Nutzen und die Kosteneffektivität, stellen die grundsätzlichen Allokationskriterien eines Priorisierungsvorschlages dar. Dabei sind die Kriterien der medizinischen Bedürftigkeit und des zu erwartenden Nutzens aus gerechtigkeitsethischer Sicht im Sinne der kommunitaristischen Theorie Walzers (2003) ethisch unbedenklich, da sowohl der gesellschaftliche Konsens der Grundversorgung eines Vier-Stufen-Modells, als auch die objektive Bewertung des zu erwartenden Nutzens aus randomisierten klinischen Studien partizipativ und objektiv hergeleitet worden sind. Nach dem Zusammenhangsmodell nach Mayer (2009), der eine explizite Priorisierungsperspektive als Voraussetzung einer expliziten Rationierung ansieht, bestünden zudem explizite Rationierungskriterien, die dazu führen würden, dass ineffektive Leistungen aus

---

[28]    Zu den kritischen Ausführungen zum Zusammenhang zwischen Alter und Gesundheit
        vgl. Marckmann (2006).

dem Leistungskatalog gestrichen *(Rationalisierung)* und die Versorgungsqualität erhöht werden würde. Die resultierende gesteigerte Effektivität *(rationale Allokation)* wäre nicht nur aus wohlfahrtsökonomischer Perspektive wünschenswert, sondern darüber hinaus auch aus der vertragstheorethischen Sichtweise Daniels (1985, 1987). Weiterhin würden die Sozialstaatsprinzipien Hilfspflicht, Vorsorge und Gleichheit bei der Priorisierung von medizinischen Leistungen bewahrt werden. Dennoch könnte angemerkt werden, dass wie bereits in Kapitel 4.2 beschrieben eine nationale Gesellschaft nicht in der Lage sei, die grundlegenden Werte von Gesundheit und Krankheit in Bezug zu konkurrierenden Ressourcen bewerten zu können.

Vor allem das Kriterium der Kosteneffektivität steht im aktuellen wissenschaftlichen Diskurs, wenn es um eine Posteriorisierung von medizinischen Maßnahmen bei einer marginalen Wirksamkeit und ethischen Probleme von Kosten-Effektivitäts-Analysen geht (vgl. Brock 2006; Schöne-Seifert & Buyx 2006). Bei der marginalen Wirksamkeit ergeben sich insbesondere ethische Probleme in Bezug auf eine normative Festlegung eines bestimmten Schwellenwertes für die Unterlassung einer Maßnahme mit geringer Ansprechrate und eine Grundsatzdiskussion inwieweit Maßnahmen mit minimaler Lebensverlängerung oder marginaler Verbesserung der Lebensqualität rationiert werden sollten?

Zusammenfassend ist festzustellen, dass aus ethischer Sicht die explizite Priorisierung als Voraussetzung der impliziten Priorisierung von medizinischen Leistungen in der öffentlichen Gesundheitsversorgung als ein gerechtes Modell angesehen werden kann, wenn nicht nur die inhaltlichen, sondern darüber hinaus auch die formalen Kriterien einer Priorisierung gewährleistet werden. Weiterhin müssen die ethischen Probleme der Kosteneffektivität transparent und zeitnah diskutiert und Lösungswege gefunden werden, damit die oben genannten Voraussetzungen einer idealen expliziten Priorisierung erfüllt werden können.

## 5. Schlussbemerkung

Vor dem Hintergrund der Finanzierungsproblematik, der Ressourcenknappheit sowie den bereits schon heute stattfindenden verdeckten Rationierungen im Gesundheitswesen wird deutlich, dass eine offene und transparente Diskussion über eine gerechtigkeitsethische Allokation von Gesundheitsgütern in einer öffentlichen

Gesundheitsversorgung in Zukunft einen zentralen Stellenwert einnehmen sollte. Die noch vorhandenen Wirtschaftlichkeitsreserven werden nicht ausreichen *(Ratio-nalisierung)*, um das zunehmende Finanzierungsdefizit in der gesetzlichen Krankenversicherung auszugleichen. Leistungsbegrenzungen *(Rationierung)* und Prioritätensetzungen *(Priorisierung)* werden als mögliche Lösungsstrategien nicht zu vermeiden sein. Die vorgestellten Rationierungsformen der expliziten, der weichen, der indirekten und der offenen Methode sollten aus sozialstaatlicher und gerechtigkeitsethischer Perspektive bei der Rationierung im Sinne nach der Definition von Mack (2001) primär auf der Makroebene I und sekundär auf der Mikroebene I Anwendung finden, sodass eine möglichst effektive *rationale Allokation* der Gesundheitsressourcen erzielt werden kann. Dabei sollten die präferierenden Verteilungskriterien der Rationierung im Kontext des Zusammenhangsmodells der expliziten Priorisierungsperspektive nach Mayer (2009) verstanden werden. Implizite Leistungsbegrenzungen werden sich aufgrund bestehender Anreizsysteme und Budgetierungen jedoch nicht vollständig beseitigen lassen, sodass über neue innovative Versorgungsstrukturen, die mit expliziten Allokationskriterien zu vereinbaren sind, nachzudenken ist.

Die exemplarisch vorgestellten gerechtigkeitsethischen Vor- und Nachteile einer Altersrationierung verdeutlichen, dass eine Leistungsvorenthaltung aufgrund des Alters grundsätzlich gut zu realisieren, aus gerechtigkeitsethischer und sozialstaatlicher Sicht jedoch schwer durzusetzen ist. Die Verteilungskriterien des medizinischen Nutzens und der Kosteneffektivität als Abgrenzungskriterium zur Aufnahme beziehungsweise zur Nichtaufnahme einer Maßnahme in den Leistungskatalog, könnten hier als praktikabler angesehen werden, obwohl auch hier ethische Probleme zu identifizieren sind.

Zusammenfassend lässt sich festhalten, dass die normative Bewertung der hier vorgestellten Rationierungs- und Priorisierungskriterien gezeigt hat, dass grundsätzlich gerechtigkeitsethische Kriterien und Modelle zur Ressourcenallokation von Gesundheitsgütern vorhanden sind, die es nicht nur in einem wissenschaftlichem, sondern letztlich transparent in einem gesellschaftlichen Diskurs zu bewerten gilt. Die Notwendigkeit einer öffentlichen politischen Auseinandersetzung zur Rationierung und Priorisierung ergibt sich insbesondere aus den vorherrschenden impliziten Rationierungen, die aus ethischer Perspektive umgangen werden müssen. In-

ternationale Erfahrungen[29] zu einer bereits erprobten expliziten Priorisierung könn-
ten die politischen Entscheidungsfindungen vorantreiben und unterstützen. Als
Konsequenz einer expliziten Rationierung und Priorisierung in einer öffentlichen
Gesundheitsversorgung könnten sich überdies neue Probleme ergeben, bevor Alte
gelöst zu seien scheinen. An dieser Stelle sei aus Public-Health-Perspektive insbe-
sondere auf die zunehmende grenzüberschreitende Inanspruchnahme von
Gesundheitsleistungen in der EU hingewiesen, die einer expliziten öffentlichen
Grundversorgung von Gesundheitsgütern entgegen stehen könnte.

---

[29]    Vgl. hierzu auch den Beitrag von Marckmann (2009).

# Anhang

## Anhang-Abb.1: Bedingungen , Strategien und Umgang mit der Ressourcenknappheit in der öffentlichen Gesundheitsversorgung

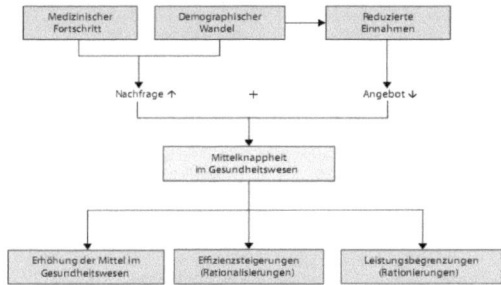

Quelle: Vgl. Marckmann (2008), S. 890.

## Anhang-Tab.1: Soziale Rationierungskriterien bei der Allokation von Gesundheitsgütern

| Soziale Kriterien | | | |
|---|---|---|---|
| | **Kriterium bevorzugt** | **Rechtfertigung** | **Kritik** |
| **Sozialer Wert** | Personen mit dem jeweils größtem sozialen Wert einer Gesellschaft | Sozial produktiv, leistungsmotivierend, bestraft Unsoziale | Unmoralisch, diskriminierend, keine soziale Werteskala vorhanden |
| **Bevorzugte Gruppen** | Spezielle soziale Gruppen (z.B. Veteranen) | Solidaritätsgedanke | Benachteiligt grundlos diejenigen, die sich sozial verdient gemacht haben |
| **Soziale Verantwortung** | Personen mit sozialer Verantwortung | Rettung sozial verantwortlicher Akteure nützt der Gesellschaft und kann viele Leben retten | Inakzeptable moralische Kosten, Nutzen ist nicht kalkulierbar |
| **Sqeaky-wheel-Faktor** | Patienten, deren Bevorzugung die Ressourcenallokation nachhaltig verbessern | Erweiterte Behandlungskapazitäten für zukünftige Patienten | Zerstörung des Systemvertrauens, Ungewissheit über den Effekt |
| **Programm-Politik** | Patienten, die in das Forschungsdesign passen und an denen sich Erfolg demonstrieren lässt | Allgemein verbesserte Behandlungssituation | Ständiger Wertekonflikt, Dominanz experimenteller und marketingfixierter Entscheidungen |
| **Lotterie** | Patienten, die durch kriterienunabhängige Zufallsselektion ausgelost wurden | Symbolik der Wertneutralität und Diskriminierungsfreiheit durch formale Gleichheit | „Casino-Mentalität" verletzt die Würde des Menschen und ist Medizinisch ineffizient |

Quelle: Vgl. Feuerstein (1998), S. 202ff.

Anhang-Tab.2: Soziomedizinische Rationierungskriterien bei der Allokation
von Gesundheitsgütern

| Soziomedizinische Kriterien | | | |
|---|---|---|---|
| | **Kriterium bevorzugt** | **Rechtfertigung** | **Kritik** |
| **Alter** | Tendenziell Jüngere Patienten | Größerer medizinischer Nutzen, geringerer Widerstand, keine personenbezogene Diskriminierung | Sozial demotivierend, ungerecht gegenüber Mittel-Aufbringer, Wert des Lebens nimmt mit dem Alter ab |
| **Psychologische Fähigkeiten** | Personen mit besonderer Fähigkeit und Bereitschaft zur Zusammenarbeit mit den Gesundheitsberufen | Ressourcen werden für psychisch instabile Patienten, bei denen kein hoher Nutzen erwartet wird, eingesetzt | Diskriminierung abweichenden Verhaltens, Tendenz zur „People-like-us"-Präferenz |
| **Unterstützende Umgebung** | Personen mit einem funktionierenden sozialen Unterstützungs-Umfeld | Höhe Wahrscheinlichkeit, eine insgesamt akzeptablere Lebensqualität zu erreichen | Diskriminierung abweichender Lebensformen, mangelnde Transparenz, unfair weil externe Bewertung |

Quelle: Vgl. Feuerstein (1998), S. 202ff.


Anhang-Tab.3: Medizinische und medizinische Hilfskriterien zur Rationierung
bei der Allokation von Gesundheitsgütern

| Medizinische Kriterien | | | |
|---|---|---|---|
| | **Kriterium bevorzugt** | **Rechtfertigung** | **Kritik** |
| **Medizinischer Nutzen** | 1) Patienten mit optimalen Voraussetzungen 2) Patienten mit maximaler medizinischer Dringlichkeit | Beide Varianten scheinen objektivierbar, rational, wertneutral und kritikfest zu sein | 1) Medizinische Maskierung sozialer Ausschlussfaktoren 2) Ineffizienter, verschwenderischer Ressourceneinsatz |
| **Medizinische Hilfskriterien I** | | | |
| **Wahrscheinlichkeit des Nutzens** | Patienten mit bester medizinischer Erfolgsprognose | Höchste medizinische Produktivität, hohes Maß an Fairness und Akzeptanz | Vernachlässigung der dringendsten Fälle, Problem des Vergleichs |
| **Länge des Nutzens** | 1) Patienten mit hohen Prognosezeiten 2) Patienten ohne zusätzliche Erkrankungen | Rettung der meisten Lebensjahre mit den begrenzt verfügbaren Ressourcen | Wert des Lebens/Recht auf Leben sind keine Funktion der Dauer, Lebensrettung ist wichtiger |
| **Qualität des Nutzens** | Patineten, die nach der Behandlung ein „lebenswertes Leben" führen können | Erzielung der höchsten Lebensqualität mit den begrenzten Ressourcen | Keine objektive, quantifizierbare Qualitätsskala, subjektive Bewertung ist höchst unterschiedlich |
| **Medizinische Hilfskriterien II** | | | |
| **Bevorstehender Tod** | Notfälle, vor allem „near-death"-Patienten | Maximale Zahl der mit begrenzten Ressourcen geretteten Leben | Geringe Produktivität, mangelnde Präzision, Prognoseunsicherheit, manipulationsanfällig |

Quelle: Vgl. Feuerstein (1998), S. 202ff.

**Anhang-Tab.4: Personenbezogene Rationierungskriterien bei der Allokation von Gesundheitsgütern**

| Personenbezogene Kriterien | | | |
|---|---|---|---|
| | Kriterium bevorzugt | Rechtfertigung | Kritik |
| Bereitschaft, Krankheit zu riskieren / eine Behandlung in Kauf zu nehmen | Patienten, die kein Selbstverschulden trifft und die zur Behandlung bereit sind | Eigenverantwortung für den Lebensstil, Kompensation gesellschaftlich verursachter Krankheiten | Schwierigkeit der Schuldzuweisung, medizinisches System ist keine Strafkammer für abweichendes Verhalten |
| Zahlungsfähigkeit | Patienten, die die Behandlung und Nachbehandlung bezahlen können | Freiheit des Marktes, Anerkennung der Realität, Verhinderung schwarzer Märkte | Keine soziale Akzeptanz, öffentliche Förderung, Kommerzialisierung beeinträchtigt Effizienz |
| First-come, first-served | Patienten, die zuerst Zugang zur Behandlung gesucht und gefunden haben | Fair, da keine verdeckte soziale Selektion und ohne Ansehen der Person | Medizinisch ineffektiv, sozialer Bias im zeitlichen Zugang zum medizinischen system |

Quelle: Vgl. Feuerstein (1998), S. 202ff.


**Anhang-Tab.5: Formale und inhaltliche Kriterien einer gerechten Prioritätensetzung**

| Formales Kriterium | Erläuterung |
|---|---|
| *Transparenz* | Klar erkennbare Kriterien, öffentliches Verfahren |
| *Begründung* | Nachvollziehbare Begründungen |
| *Evidenzbasierung* | Wissenschaftliche Evidenz von Wirksamkeit, Nutzen- und Schadenpotenzialen, Kosten; Einbindung multidisziplinärer Fachleute |
| *Konsistenz* | Einhaltung gleicher Priorisierungsregeln- und Kriterien |
| *Legitimität* | Demokratisch legitimierte Institutionen verfassen bindende Priorisierungsentscheidungen |
| *Offenlegung und Ausgleich von Interessenkonflikten* | Offenlegung und angemessener Ausgleich bestehender Interessenkonflikte |
| *Wirksamer Rechtsschutz* | Das Recht auf Wiederspruchs- und Klageverfahren |
| *Regulierung* | Freiwillige oder staatliche Regulierung der gesicherten Prioritätenumsetzung |
| **Inhaltliche Kriterien** | |
| *Medizinische Bedürftigkeit* | Schweregrad und Gefährlichkeit der Erkrankung, Dringlichkeit des Eingreifens , Vier-Stufen-Modell → unter Einhaltung der: Menschenwürde, Schutzpflicht für Leben und körperliche Unversehrtheit und Gleichheitsgrundsatz |
| *Erwarteter medizinischer Nutzen* | Wirksamkeits-, Nutzens- und Schadenspotentiale der Leistungen, kontrollierte Studien, Beobachtungsstudien |
| *Kosteneffektivität* | möglichst größer gesundheitlicher Effekt, gemessen am Zugewinn an Lebenszeit und Lebensqualität, Erhöhung der Verteilungsgerechtigkeit, Kosten-Nutzen-Verhältnisse, methodischen Vorgehen offen und transparent |

Quelle: In Anlehnung an ZEKO (2007), S. A2751

# Literaturverzeichnis

**Bittner, R.; Heller, S. (2006).** Ethik in den Gesundheitswissenschaften. In K. Hurrelmann; U. Laaser; O. Razum (Hrsg.), Handbuch Gesundheitswissenschaften, 4., vollständig überarbeitete Auflage (S.583-599). Weinheim: Juventa.

**Braun, B. (2001).** Budgetierung, Rationierung, Rationalisierung – Zerstörung des Sachleistungsprinzips in der sozialen Krankenversicherung. Dr. Med. Mabuse, 133, September/Oktober 2001, 52-55.

**Breyer, F. (2005).** Rationierung von GKV – Leistungen nach dem Alter? – Pro. Deutsche Medizinische Wochenschrift 2005, 130, 349-350.

**Breyer, F. (2006).** Das Lebensalter als Abgrenzungskriterium für Grund- und Wahlleistungen in der Gesetzlichen Krankenversicherung? In J.S. Ach; B. Schöne-Seifert; A. Buyx (Hrsg). Gerecht behandelt? : Rationierung und Priorisierung im Gesundheitswesen (S. 149-162). Paderborn: Mentis-Verlag.

**Breyer, F.; Schultheiss, C. (2002).** „Alter" als Kriterium bei der Rationierung von Gesundheitsleistungen. Eine ethisch-ökonomische Analyse. In T. Guthmann; V.H. Schmidt (Hrsg.), Rationierung und Allokation im Gesundheitswesen (S. 121-153). Weilerswist: o.V. .

**Brock, D.W. (2006).** Ethische Probleme von Kosten-Effektivitäts-Analysen bei der Priorisierung von Ressourcen im Gesundheitswesen. In J.S. Ach; B. Schöne-Seifert; A. Buyx (Hrsg). Gerecht behandelt? : Rationierung und Priorisierung im Gesundheitswesen (S. 183-214). Paderborn: Mentis-Verlag.

**Buyx, A. (2005).** Eigenverantwortung als Verteilungskriterium im Gesundheitswesen. Theoretische Grundlagen und praktische Umsetzung. Ethik in der Medizin 2005, 4, 17, 269-283.

**Buyx, A.; Friedrich, D.R.; Schöne-Seifert, B. (2009).** Marginale Wirksamkeit als Rationierungskriterium – Begriffserklärungen und ethisch relevante Vorüberlegungen. In W.A Wohlgemuth; M.H. Freitag (Hrsg.), Priorisierung in der Medizin: Interdisziplinäre Forschungsansätze (S. 201-217). Berlin: MWV Med. Wiss. Verl.-Ges..

**Cookson, R.; Dolan, P. (2000).** Principles of justice in health care rationing. Journal of Medical Ethics 2000, 26, 323-329.

**Daniels, N. (1985).** Just Health Care. New York: Cambridge University Press.

**Daniels, N. (1987).** Justice and Health Care. In D. van de Veer; T. Regan (Eds.), Health Care Ethics (P. 290-325). Philadelphia: Temple University Press.

**Diederich, A.; Schreier, M. (2009).** Kriterien der Priorisierung aus gesellschaftlicher Sicht. Zeitschrift für Evidenzbasierung, Fortbildung, Qualität im Gesundheitswesen 2009, 103, 111-116.

**Engelhardt, H.T. (1988).** Zielkonflikte in nationalen Gesundheitssystemen. In H.-M. Sass (Hrsg.), Ethik und öffentliches Gesundheitswesen (S. 35-43). Berlin: Springer.

**Feuerstein, G. (1998).** Symbolische Gerechtigkeit. Zur verfahrenstechnischen Ausblendung von Wertkonflikten in der Mikroallokation medizinischer Behandlungsressourcen. In G. Feuerstein; E. Kuhlmann (Hrsg.), Rationierung im Gesundheitswesen (S. 193-211). Wiesbaden: Ullstein Medical.

**Fuchs, C. (1998).** Was heißt hier Rationierung? In E. Nagel; C. Fuchs (Hrsg.), Rationalisierung und Rationierung im deutschen Gesundheitswesen. Symposium, Akademie der Wissenschaft und der Literatur am 06.05.1998 in Mainz (S. 42-50). Stuttgart: o.V. .

**Fuchs, C.; Nagel, E.; Raspe, H. (2009).** Rationalisierung, Rationierung und Priorisierung – was ist gemeint? Deutsches Ärzteblatt 2009, 106, 12, A554-A557.

**Gandjour, A.; Lauterbach, K.W. (1999).** Allokationsproblematik im Kontext beschränkter finanzieller Ressourcen. Der Internist 1999, 3, 40, 255-259.

**Gosepath, S. (2007).** Kann das Gut Gesundheit gerecht verteilt werden? In Nationaler Ethikrat (Hrsg.), Gesundheit für alle – wie lange noch? Rationierung und Gerechtigkeit im Gesundheitswesen. Vorträge der Jahrestagung des Nationalen Ethikrates 2006 (S. 19-34). Berlin: Nationaler Ethikrat.

**Green, r. (1976).** Health Care and Justice in Contract Theory Perspective. In r. Veatch; r. Branson (Eds.), Ethics and Health Policy (P. 111-126). Cambridge: Ballinger.

**Güntert, B. (1999).** Rationalisierung, Rationierung und Prioritätensetzung im Gesundheitswesen. In U. Laaser; A. Schwalb (Hrsg.),

Das Gesundheitswesen in Deutschland – Von der Kosten- zur Nutzenorientierung (S. 51-77). Lage: Hans Jacobs.

**Gutman, A. (1999).** For and Against Equal Access to Health Care. In D.E. Beauchamp; B. Steinbock, New Ethics for the Public's Health (P. 255-269). New York: Oxford University Press.

**Kamm, R. (2006).** Rationierung im öffentlichen Gesundheitswesen - Eine Untersuchung möglicher Rechtfertigungsargumente. Bamberger Beiträge zur Politikwissenschaft – Forschungsschwerpunkt Theorie der Politik, I-9. Bamberg: Lehrstuhl für Politikwissenschaften I.

**Kersting, W. (2007).** Gerechtigkeitsethische Überlegungen zur Gesundheitsversorgung. In O. Schöffski & J.-M. v. d. Schulenburg (Hrsg.), Gesundheitsökonomische Evaluationen, dritte, vollständig überarbeitete Auflage (S. 23-47). Heidelberg: Springer.

**Krämer, W. (2006).** Rationierung. In M. Schwarz; M. Frank; P. Engel (Hrsg.), Weißbuch der Zahnmedizin, Band 1 (S. 39-50). Berlin: Quintessenz-Verlag.

**Krämer, W. (2007).** Was macht Rationierung unvermeidbar? In Nationaler Ethikrat (Hrsg.), Gesundheit für alle – wie lange noch? Rationierung und Gerechtigkeit im Gesundheitswesen. Vorträge der Jahrestagung des Nationalen Ethikrates 2006 (S. 35-44). Berlin: Nationaler Ethikrat.

**Kühn, H. (1991).** Rationierung im Gesundheitswesen. Politische Ökonomie einer internationalen Ethikdebatte. Veröffentlichungsreihe der Forschungsgruppe Gesundheitsrisiken und Präventionspolitik WZB Berlin. Berlin: WZB.

**Landwehr, C.; Böhm, K. (2009).** Prioritätensetzung und explizite Rationierung in der Gesundheitspolitik: Entscheidungsverfahren und Leistungskataloge im internationalen Vergleich. Vorläufige Version. Frankfurt am Main: Institut für Politikwissenschaften Goethe-Universität Frankfurt am Main.

**Lay, W.; Hansmeier, T. (2004).** Zwischen Gerechtigkeit und Effizienz? Verteilungsgerechtigkeit in der Rehabilitation. In S. Liebig; H. Langfeld; S. Mau (Hrsg.), Verteilungsprobleme und Gerechtigkeit in modernen Gesellschaften (S. 133-160). New York: Campus Verlag.

**Mack, E. (2001).** Rationierung im Gesundheitswesen – ein wirtschafts-
und sozialethisches Problem. Ethik in der Medizin 2001, 13, 17-
32.

**Marckmann, G. (2006).** Alter als Verteilungskriterium in der Gesund-
heitsversorgung. In J.S. Ach; B. Schöne-Seifert; A. Buyx
(Hrsg). Gerecht behandelt? : Rationierung und Priorisierung im
Gesundheitswesen (S. 163-182). Paderborn: Mentis-Verlag.

**Marckmann, G. (2007).** Rationierung gesundheitlicher Versorgung im
Alter? Public Health Forum 2007, 15, 57, 8.e1-8.e3.

**Marckmann, G. (2008).** Gesundheit und Gerechtigkeit. Bundesgesund-
heitsblatt Gesundheitsforschung und Gesundheitsschutz 8,
51, 887-894.

**Marckmann, G. (2009).** Priorisierung im Gesundheitswesen: Was können wir aus den internationalen Erfahrungen lernen? Zeitschrift
für Evidenzbasierung, Fortbildung, Qualität im Gesundheitswesen 2009, 103, 85-91.

**Meyer, T. (2009).** Zusammenhang zwischen Priorisierung und Rationierung - Zwei Modelle. In H. Bauer (Hrsg.), Deutsche Gesellschaft
für Chirurgie - Mitteilungen 3/09, 230-235.

**Meyer, T.; Raspe, H. (2009).** Das schwedische Modell der Priorisierung medizinischer Leistungen: Theoretische Rekonstruktion,
europäischer Vergleich und Prüfung seiner Übertragbarkeit -
Hintergrund und erste Ergebnisse. In W.A Wohlgemuth; M.H.
Freitag (Hrsg.), Priorisierung in der Medizin: Interdisziplinäre Forschungsansätze (S. 89-118). Berlin: MWV Med. Wiss. Verl.-Ges..

**Nida-Rümelin, J. (2007).** Rationierung im Gesundheitswesen und die
Grundlagen des Sozialstaats. In Nationaler Ethikrat (Hrsg.), Gesundheit für alle – wie lange noch? Rationierung und Gerechtigkeit im Gesundheitswesen. Vorträge der Jahrestagung des Nationalen Ethikrates 2006 (S. 103-120). Berlin: Nationaler Ethikrat.

**Nozick, R. (1974).** Anarchy, State, and Utopia. New York: o.V. .

**Offermanns, G. (2007).** Monetik statt Ethik im Gesundheitswesen -
entscheidet Geld über Leben und Tod von Patienten? In P. Kel-
lermann (Hrsg.), Die Geldgesellschaft und ihr Glaube – Ein inter-
disziplinärer Polylog (S. 41-55). Wiesbaden: VS Verlag für Sozi-
alwissenschaften.

**Preusker, U.K. (2004).** Offene Priorisierung als Weg zu einer gerechten Rationierung? Gesundheit + Gesellschaft Wissenschaft (GGW) 2004, 2, 4, 16-22.

**Preusker, U.K. (2007).** Priorisierung statt verdeckter Rationierung. Deutsches Ärzteblatt 2007, 14, 104, A 930-A 936.

**Rawls, J. (1971).** A Theory of Justice. Massachusetts: Belknap.

**Rommel, A. (2000).** Allokationsethik im deutschen Gesundheitswesen: Zur Diskrepanz von Rationierungsrealität und Rationierungsdebatte in Deutschland. Zeitschrift für Gesundheitswissenschaften 2000, 8, 1, 38-57.

**Rothgang, H. (1999).** Rationierung im Gesundheitswesen: Fakt oder-Fiktion - notwendig oder ethisch verwerflich? Journal für Anästhesie und Intensivbehandlung, 2.Quartal 1999, 134-136.

**Rothgang, H. (2007).** Rationierung im Gesundheitswesen. Vorlesung: Gesundheitsökonomie I, Thema 2, WiSe 2007/2008 im Studiengang BA Public Health, Modul 23: Gesundheitsökonomie und Gesundheitsmanagement an der Universität Bremen. Bremen: Zentrum für Sozialpolitik.

**Rothgang, H. (2009).** Der Beitrag der Gesundheitsökonomie zur Rationierungsdebatte. GKV in der Zwickmühle – zwischen Qualität und Rationierung. Rechtliche und wirtschaftliche Rahmenbedingungen des GKV-Systems: Tagung des IGMR und der BKK am 30.09.2009 in Bremen. Bremen: Zentrum für Sozialpolitik.

**Sabik, L.M.; Lie, R.K. (2008).** Priority setting in health care: Lessons from the experience of eight countries. International Journal for Equity in Health 2008, 7, 4, 1-13.

**Sachverständigenrat für konzertierte Aktion im Gesundheitswesen (SVR) (2001).** Bedarfsgerechtigkeit und Wirtschaftlichkeit, Band I, Zielbildung, Prävention, Nutzenorientierung und Partizipation – Kurzfassung. Berlin: Deutscher Bundestag Drucksache 14/5660.

**Schirmer, H.-D.; Fuchs, C. (2009).** Rationierung, ihre kritischen Wirkungen für die ärztliche Berufsausübung und die Schutzfunktion der ärztlichen Selbstverwaltung – Einige rechtliche und medizinethische Anmerkungen. In C. Katzenmeier; K. Bergdolt (Hrsg.), Das Bild des Arztes im 21. Jahrhundert, Kölner Schriften zum Medizinrecht – Band 1 (S. 121-146). Heidelberg: Springer.

**Schöne-Seifert, B. (1988).** Verantwortungsprobleme in der medizinischen Mikroallokation. In H.M. Sass (Hrsg.), Ethik und öffentliches Gesundheitswesen (S. 135-150). Berlin: o.V..

**Schöne-Seifert, B. (2007).** Strategien zur Rationierung im Gesundheitswesen - der internationale Kontext. In Nationaler Ethikrat (Hrsg.), Gesundheit für alle – wie lange noch? Rationierung und Gerechtigkeit im Gesundheitswesen. Vorträge der Jahrestagung des Nationalen Ethikrates 2006 (S. 67-74). Berlin: Nationaler Ethikrat.

**Schöne-Seifert, B.; Buyx, a.M. (2006).** Marginale Wirksamkeit medizinischer Maßnahmen: ein faires Rationierungskriterium? In J.S. Ach; B. Schöne Seifert; A. Buyx (Hrsg). Gerecht behandelt? : Rationierung und Priorisierung im Gesundheitswesen (S. 215-234). Paderborn: Mentis-Verlag.

**Schultheiss, C. (2004).** Im Räderwerk impliziter Rationierung. Auswirkungen der Kostendämpfung im deutschen Gesundheitswesen (Teil I: Rationierung in verschiedenen Leistungsbereichen). Psychoneuro 2004, 30, 4, 221-226.

**Smith, R. (1998).** Plädoyer für eine offene Rationierungsdebatte. Deutsches Ärzteblatt 95, 40(33), A-2453-A2458.

**Walhalla Fachredaktion (2009).** Das gesamte Sozialgesetzbuch SGB I bis SGB XII. In der Reihe Walhalla Online-Bibliothek. Regenburg: Walhalla Fachverlag.

**Wallner, J. (2003).** Allokation und Rationierung von Gesundheits- und Pflegedienstleistungen: Über den Umgang mit tragischen Entscheidungen. Soziale Sicherheit, November 2003, 56, 11, 515-533.

**Walzer, M. (1983).** Spheres of Justice. A Defense of Pluralism and Equality. New York: Basic Books.

**Wohlgemuth, W.A.; Alber, K.; Bayerl, B.; Freitag, M.H. (2009).** Die DFG Forschungsgruppe 655. In W.A Wohlgemuth; M.H. Freitag (Hrsg.), Priorisierung in der Medizin: Interdisziplinäre Forschungsansätze (S. 1-10). Berlin: MWV Med. Wiss. Verl.-Ges..

**Zentrale Ethikkommission (ZEKO) (2000).** Prioritäten in der medizinischen Versorgung im System der Gesetzlichen Krankenversicherung (GKV): Müssen und können wir uns entscheiden? Deutsches Ärzteblatt 2000, 97, 15, A-1017-A-1023.

**Zentrale Ethikkommission (ZEKO) (2007).** Priorisierung medizinischer Leistungen im System der Gesetzlichen Krankenversicherung (GKV). Deutsches Ärzteblatt 2007, 104, 40, A 2750-A 2754.

**Zweifel, P.; Telser, H. (2000).** Rationierung: Der Königsweg im Gesundheitswesen? Praxis 2000, 89, 1181-1184.